# NOTICE

SUR LES

# BAINS DE GRIESBACH,

PAR

M. FERDINAND REESZ,

MÉDECIN-INSPECTEUR DES BAINS DE GRIESBACH, PETERSTHAL, FREIERSBACH ET ANTOGAST.

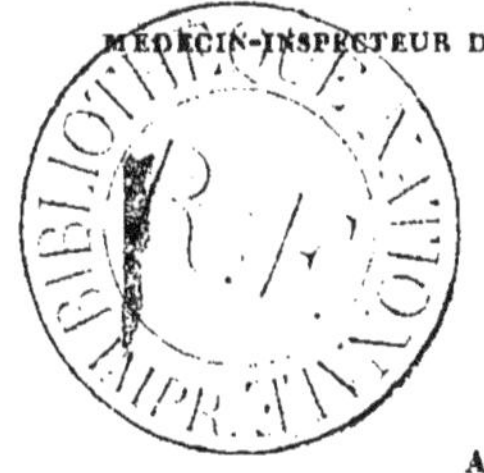



GRIESBACH,
A L'ÉTABLISSEMENT DES BAINS.

STRASBOURG,
CHEZ E. SIMON, IMPRIMEUR-LITHOGRAPHE, RUE DU DÔME, 9.
1852.

# TABLE DES MATIÈRES.



STRASBOURG, IMPRIMERIE DE G. SILBERMANN.

# NOTICE SUR LES BAINS DE GRIESBACH.

## CHAPITRE Ier.

### TOPOGRAPHIE DE GRIESBACH.

Griesbach, situé dans le bailliage d'Oberkirch, grand-duché de Baden, se trouve dans un des coins les plus retirés de la vallée de la Rench, au pied occidental du Kniebis, une des montagnes les plus élevées de la Forêt-Noire. La vallée de la Rench (le Renchthal), dont le vallon de Griesbach fait partie, tire son nom de la rivière de la Rench, qui, en la parcourant, reçoit des embranchements de la vallée un grand nombre de ruisseaux; c'est une des plus belles de la Forêt-Noire ; elle renferme un grand nombre de vues variées et pittoresques et de trésors produits soit par la nature soit par l'art. A son embouchure près de la ville d'Oberkirch, elle abonde en produits de la terre; on y récolte particulièrement les vins qui ont le plus de feu et qui sont les plus doux du grand-duché. C'est dans les hauteurs de la vallée, à trois ou quatre lieues d'Oberkirch, que se trouve toute une série de sources minérales salutaires.

Une route très-bien entretenue joint la vallée au chemin de fer du grand-duché. Elle conduit de la station d'Appenweier à Griesbach, en passant par les villes d'Oberkirch et d'Oppenau, et par les bains de Freiersbach et de Petersthal; de là, par le sommet du Kniebis, elle fait sa jonction à celle de Stuttgart et à celle de Rippoldsau.

Les montagnes qui bordent la vallée de la Rench s'élèvent uniformément en pentes assez raides; elles sont partout formées de gisements de gneis inclinés ordinairement sous des angles aigus de 10, 20, 45 degrés et plus encore, et reposant sur une base de roches granitiques; elles sont communément couvertes de grès rouge au sommet. C'est à la partie ou au sillon le plus profond de la vallée, où les couches du gneis ont conservé une direction à peu près horizontale, que de ses fissures jaillissent les sources minérales, c'est-à-dire exclusivement dans le lit de la Rench, du Griesbach, de la Maisach, du Lierbach ou sur leurs bords immédiats.

Outre le granit qui paraît à nu en beaucoup d'endroits, il y a sans doute encore d'autres espèces de roches qui, en s'élevant de l'intérieur de la terre, ont brisé et déplacé les couches superposées du gneis et du grès rouge, et produit les formes des montagnes du Renchthal. Cependant nous n'en avons observé nulle part, si ce n'est dans une des racines du Kniebis, projetée entre le Breitenberg et le bain d'Antogast. Là on observe une espèce de porphyre de feldstein qui traverse ce pied du Kniebis dans la direction du nord-ouest au sud-ouest, juste au-dessus des sources d'Antogast; et on remarque avec intérêt que le feldstein, quoiqu'il n'y ait pas d'analyse chimique du porphyre d'Antogast, du reste très-destructible par l'influence des agents atmosphériques, contient généralement à peu près les mêmes substances chimiques dont la solution en diverses proportions constitue la propriété des eaux minérales du Renchthal.

La plus grande partie de ces sources minérales se trouve réunié à Freiersbach et à Petersthal. On y trouve en effet, sur une distance d'un quart de lieue, huit sources minérales, tandis que dans la partie inférieure de la vallée, entre Freiersbach et Oppenau, on n'en trouve aucune; les deux sources d'Antogast sont les seules du vallon de la Meisach, et enfin dans celui du Lierbach, où les montagnes commencent à être formées de granit, on ne trouve que les deux de Nordwasser et d'Oppenau. Toutes les sources minérales de la vallée de la Rench et de ses embranchements, excepté celle de Soultzbach, laquelle est une eau tiède alcalique, sont des eaux ferrugineuses acidulées, et la plus forte d'entre elles, c'est-à-dire la plus riche en fer, est assurément celle de Griesbach.

Malgré la situation de Griesbach au pied de montagnes d'une élévation de

1330 pieds au-dessus du niveau de la mer, le climat est loin d'y être rude. Les montagnes elles-mêmes, richement couvertes de forêts, contribuent à protéger la vallée et à y entretenir une douce température. C'est pourquoi on y voit prospérer au grand air des plantes qui exigent absolument un climat doux. En été, la température s'élève souvent à un très-haut degré ; en 1846, durant une chaleur continue de douze jours, le thermomètre ne tomba jamais au-dessous de + 15° Réaumur, même pendant la nuit. Pendant la journée il s'élevait même sur le Breitenberg, 700 pieds au-dessus de Griesbach, à 27° Réaumur. Cependant la chaleur n'y est jamais aussi pesante que dans les pays de plaine, parce que l'air y est continuellement rafraîchi par les émanations des forêts et par le mouvement rapide de ruisseaux en grand nombre.

Les pluies, quand elles ne sont que passagères, ne contribuent guère à augmenter l'humidité de l'air. La route et tous les chemins des promenades sèchent en quelques heures après que la pluie a cessé. Les orages sont assez rares.

Griesbach doit à sa situation élevée un autre avantage ; ses habitants, même dans les mois de septembre et d'octobre, où la plaine du Rhin est communément couverte de brouillards épais, y jouissent du plus beau temps et d'un ciel complétement serein. On pourrait conseiller aux malades qui n'aiment pas le bruit et la grande affluence de la saison, de choisir le mois de septembre pour y faire leur cure.

Toute la nature à Griesbach a quelque chose de doux, de frais, de vigoureux, dont l'influence sur les sens, le cœur et l'esprit s'accorde parfaitement avec les propriétés de la source minérale, et contribue à vivifier et à fortifier les corps affaiblis et épuisés.

## CHAPITRE II.

### NOTICE HISTORIQUE SUR LE BAIN ET SES SOURCES.

Les eaux minérales de Griesbach, jusque-là, comme celles de Petersthal, connues seulement des habitants du pays, ne commencèrent à être recherchées que dans la deuxième moitié du seizième siècle. Ce fut le bailli d'Oberkirch, Guillaume de Schauenbourg, qui y ayant retrouvé la santé donna l'occasion à l'évêque de Strasbourg, Jean de Manderscheid, d'y envoyer, en 1579, le célèbre docteur Tabernæmontanus pour inspecter et examiner cette source salutaire (voyez son ouvrage *New Wasserschatz, etc.*, Francfort-sur-Mein, 1584). La réputation de l'efficacité merveilleuse de la source se répandit rapidement; et bientôt l'évêque Jean trouva urgent d'élever pour les malades quelques bâtiments convenables (voyez l'ouvrage de Stenzel, Strasbourg 1714, pag. 60). Graseccius, dans son ouvrage (1607) sur les bains de la vallée de la Rench, rapporte que, bientôt après la cure célèbre du baron de Schauenbourg, le docteur Ulrich Geiger, de Strasbourg, ayant éprouvé les propriétés salutaires de cette source pendant plusieurs années, fit construire, outre l'hôtel pour les visiteurs ordinaires et des écuries convenables, un édifice magnifique, situé sur le ruisseau même de Griesbach, avec nombre d'appartements et de chambres disposés pour des princes et d'autres personnages de distinction (voyez son ouvrage).

Vers le milieu du dix-septième siècle, Math. Merian nous a laissé deux gravures des plans des établissements de Griesbach et de Petersthal. Ce sont, dit-il, deux sources acidulées excellentes; il en vante beaucoup les propriétés salutaires et la fréquentation (voyez son ouvrage *Topographia Alsatiæ*, 1644, pag. 33). La gravure de Griesbach représente cinq bâtiments vastes et agréables, qui concordent avec ce que nous disent de leur fréquentation les auteurs contemporains de Merian. L'auteur vante aussi la haute vieillesse qu'atteignent les habitants de ces contrées.

Les bains de Griesbach ont changé de possesseurs très-souvent dans la suite. En 1590, leur propriétaire était un citoyen de Strasbourg, nommé Thomas Odino, toujours occupé, selon le docteur Angelus Sala Vincentinus, à les embellir par de nouvelles constructions. Deux fois l'abbaye des Bénédictins de Schuttern dans l'Ortenau fut propriétaire de ces bains et contribua aussi beaucoup à leur amélioration et à leur embellissement.

Nous ne nous occuperons pas des opinions des anciens médecins qui ont écrit sur Griesbach, sur les éléments chimiques essentiels et sur les effets médicinaux qu'ils lui attribuaient. Comme Théodore de Bergzabern était une grande autorité que suivaient plus ou moins les autres médecins qui ont écrit sur les eaux minérales dans le siècle suivant, et particulièrement Ulrich Geiger, Graseck, Sebitz, Bœckler, Fabrice d'Hilden, nous pouvons nous borner à citer les paroles de Tabernæmontanus. « L'eau de Griesbach, dit-il, est un mélange excellent, ayant « sa force et son efficacité seulement dans les esprits ou dans les subtilités spiri« tuelles qui sont l'âme des métaux. » Elle est efficace, selon d'autres remarques du même auteur, contre les rhumes et les catarrhes de la tête, des yeux et des autres membres du corps; contre la goutte, les obstructions du foie et de la rate, des poumons et des reins; elle prévient la phthisie, les vertiges, l'épilepsie, les maladies causées par la putrescence; elle guérit la folie, le marasme du cerveau, la jaunisse, la paralysie des membres; elle fortifie l'estomac, purifie le sang; elle est bonne contre les désordres de la menstruation et la leucorrhée; elle fait partir la gravelle et purifie les voies urinaires; elle est bonne contre les vieilles blessures, la gale invétérée, les suites de contusions, le scorbut et les ulcères. Ajoutons encore que Tabernæmontanus et Angelus Sala Vincentinus attribuaient aussi à cette matière rouilleuse et limoneuse qui se trouve dans les conduits parcourus par l'eau minérale, et qui est composée d'hydrate de fer oxydé et de carbonate de chaux, la même efficacité qu'à l'eau minérale elle-même, et qu'ils la faisaient appliquer surtout à l'extérieur. Cependant cette méthode doit avoir perdu son crédit déjà du temps de Bœckler qui a écrit en 1762.

## CHAPITRE III.

### ANALYSE CHIMIQUE DE L'EAU DE GRIESBACH.

La source de Griesbach sort de plusieurs fissures de gneis à l'extrémité supérieure et méridionale du village, dans l'hôtel de M. Joseph Monsch, maintenant propriétaire de l'établissement entier qui, il y a quelques années encore, était partagé entre lui et M. Dollmetsch. La source principale est entourée d'une *halle à boire* spacieuse ; elle a été enchassée plus complétement et à 3 pieds de profondeur de plus qu'auparavant, l'an 1838, aux frais de l'État et sous la direction habile du célèbre chimiste le docteur Kœlreuter, de Carlsruhe. Le réservoir construit en grès a la forme d'un cylindre, creux en dedans, d'une profondeur de 9 pieds sur 15 de largeur. Il est fermé par un couvercle en étain qui est enlevé le matin et le soir aux heures destinées à boire. Le surplus de l'eau s'écoule par un conduit en étain et va rejoindre les deux autres sources minérales, qui fournissent l'eau pour les bains. Autrefois il y avait dans la source un bouillonnement continuel, parce que le gaz carbonique, se dégageant sous forme de grosses bulles à travers l'eau contenue dans le bassin, y entretenait une agitation continuelle. Pour remédier à cet inconvénient, on a fait couvrir, d'après le conseil du docteur Kœlreuter, le fond d'où venaient ces bulles avec une cloche en étain, criblée de très-petits trous, par lesquels le gaz se trouve tellement divisé qu'il est dissous avant d'arriver à la surface supérieure de la colonne de l'eau qu'il est obligé de traverser. L'expérience a prouvé combien cette disposition est avantageuse pour retenir le gaz. La saveur de l'eau est depuis plus constamment la même.

La source à boire fournit, d'après les recherches de Bœckmann faites en 1810, 7,352 pieds cubes dans l'espace d'une heure, ce qui fait 176,448 pieds cubes par an (= 4,520,047 livres). La température est + 8° Réaumur, la pesanteur spécifique 1005 : 1000. L'eau est claire, inodore et incolore, mousseuse par l'élévation de petites bulles d'acide carbonique. Quand on l'expose pendant longtemps à l'air dans un verre, elle se trouble un peu et contient un précipité rouilleux d'hydrate de fer oxydé et de carbonate de chaux par suite de l'évaporation d'une partie du gaz carbonique. La saveur en est d'abord d'une acidité agréable et ensuite légèrement astringente, comme une solution de fer très-étendue ; elle excite sur la langue une sensation piquante et est extrêmement agréable à boire. Tirée en bouteilles ou cruches bien bouchées et gardée dans un endroit frais, elle conserve ces qualités bien longtemps.

Quant aux analyses chimiques des eaux minérales, nous pensons avec *Fourcroy* que « l'expérience seule peut fournir des connaissances exactes sur les propriétés d'une eau minérale; » et certes c'était plutôt l'expérience que la théorie qui conduisait des milliers d'hommes à ces sources salutaires dans les siècles où les recherches chimiques étaient encore très-défectueuses. En outre, les eaux minérales sont des unités d'éléments qui doivent être détruites nécessairement par les analyses chimiques, de sorte que les analyses ne fournissent que les produits de la destruction. Néanmoins les analyses chimiques sont intéressantes surtout parce qu'elles nous fournissent, au moyen de leur comparaison, les résultats de la même méthode de destruction appliquée à des sources semblables les unes aux autres.

L'eau minérale de Griesbach a été analysée autrefois par *Salzer* et *Bœckmann* et ensuite par *Kœlreuter*, qui, ayant analysé l'eau quelques années avant le nouvel entonnement, l'analysa de nouveau après. Les résultats de son analyse, que nous allons exposer, sont en même temps mis en comparaison avec ceux des sources minérales de Pyrmont et de Schwalbach, pour prouver au lecteur leur ressemblance essentielle.

Le nº I donne les éléments d'une livre (= 16 onces) de la source à boire de *Pyrmont*, produits par la méthode commune de l'évaporation, où les résidus de l'opération sont parfaitement secs et privés de l'eau de cristallisation (d'après l'analyse de *Krüger* et *Brandes*).

Le nº II donne les éléments de la source de Griesbach d'après la même méthode. Mais personne ne doutera plus aujourd'hui que les carbonates renfermés dans les eaux acidulées ne soient à l'état de *bicarbonates*.

C'est pourquoi le n° III donne les sels dans l'état où ils forment réellement les éléments de l'eau minérale de Griesbach, c'est-à-dire quand on y ajoute leur eau de cristallisation et la partie d'acide carbonique évaporée, par lesquelles ils deviennent des bicarbonates.

Le n° IV donne les éléments de la source de Schwalbach (d'après l'analyse de *Kastner*).

---

| | I. PYRMONT.<br>Se trouve à 404 pieds au-dessus du niveau de la mer. Température de la source, 10° Réaumur. Poids spécifique, 1,004. Une livre d'eau contient : | | II. GRIESBACH.<br>Se trouve à 1614 pieds au-dessus du niveau de la mer. Température de la source, 8° Réaumur. Poids spécifique 1,002. Une livre d'eau contient : |
|---|---|---|---|
| 1 | Carbonate de soude | 4,5102 | |
| 2 | Carbonate de chaux | 5,8735 | 9,35 |
| 3 | Carbonate de magnésie | 0,3150 | 2,39 |
| 4 | Carbonate de protoxyde de fer. | 0,7383 | 0,75 |
| 5 | Carbonate de protoxyde de manganèse | 0,0200 | 0,20 |
| 6 | Sulfate de soude | 3,5181 | 6,09 |
| 7 | Sulfate de potasse | | 0,31 |
| 8 | Sulfate de magnésie | 5,5005 | |
| 9 | Sulfate de chaux | 7,6148 | 1,65 |
| 10 | Sulfate de strontiane | 0,0217 | traces. |
| 11 | Sulfate de baryte | 0,0015 | id. |
| 12 | Sulfate de lithine | 0,0030 | |
| 13 | Chlorure de sodium | 0,4046 | 0,25 |
| 14 | Chlorure de calcium | 0,8274 | |
| 15 | Phosphate de magnésie | | 0,28 |
| 16 | Phosphate de potasse. | 0,1012 | |
| 17 | Phosphate de chaux | traces. | |
| 18 | Sulfure de sodium. | 0,0675 | |
| 19 | Silicate d'alumine. | 0,0954 | 0,75 |
| 20 | Substance résineuse<br>Crénate de chaux et résine fossile. | 0,1153 | 0,24 |
| | Total des parties solides. | 29,7258 | 22,11 |
| 21 | Acide carbonique dans 100 pouces cubes | 168,50 | |
| | Acide carbonique dans une livre | 45,81 | 42,20 pouces cubes |
| 22 | Hydrogène sulfuré. | 3,14 | |

| | III. | | IV. SCHWALBACH. Se trouve à 909 pieds au-dessus du niveau de la mer. Température de la source, 9° Réaumur. Poids spécifique, 1,0008. Une livre d'eau contient : |
|---|---|---|---|
| 1 | Bicarbonate de soude (a). | 4,10 | 0,40190 |
| 2 | Bicarbonate de chaux (b) | 12,49 | 2,56000 |
| 3 | Bicarbonate de magnésie (a et b) | 0,38 | |
| 4 | Bicarbonate de lithine | | 0,00021 |
| 5 | Bicarbonate de strontiane | | 0,00001 |
| 6 | Bicarbonate de protoxyde de fer | 1,10 | 1,02920 |
| 7 | Bicarbonate de protoxyde de manganèse | 0,30 | 0,00027 |
| 8 | Sulfate de soude cristallisé | 4,20 | 0,22500 |
| 9 | Sulfate de potasse (b) | 0,31 | |
| 10 | Sulfate de magnésie (a) | 3,10 | |
| 11 | Sulfate de chaux | 1,63 | |
| 12 | Sulfate de baryte et de strontiane | traces. | |
| 13 | Sulfate de soude | 0,23 | 0,34000 |
| 14 | Chlorure de potassium | | 0,00150 |
| 15 | Chlorure de calcium | » | 0,12000 |
| 16 | Chlorure de magnésium | | 0,10000 |
| 17 | Iodure de sodium | | 0,00010 |
| 18 | Phosphate de magnésie | 0,28 | |
| 19 | Phosphate de soude | | 0,00002 |
| 20 | Phosphate d'alumine | | 0,00014 |
| 21 | Silicate d'alumine | 0,75 | |
| | Total des éléments. | 29,11 | 4,77835 |
| 22 | Acide carbonique dégagé par l'ébullition | 42,20 | 27,150 pouces cubes. |
| 23 | Gaz azote. | | 0,220 Id. |

Pour rendre plus instructif l'aperçu de la table comparative précédente, nous avons trouvé nécessaire de grouper la série des éléments dans les diverses analyses chimiques, et de nous écarter en cela, ainsi que dans la nomenclature, d'une traduction littérale. Ajoutons encore, pour l'intelligence de la table, les explications suivantes tirées presque mot à mot du docteur Kœlreuter :

« La différence de 22,20 (n° II) et de 29,11 (n° III), montant à peu près à 7 grains, résulte de l'addition de l'acide carbonique aux bicarbonates et de l'eau de cristallisation des sels.

« Les combinaisons notées avec (a, n° III), forment entre elles un sel quadruple, composé de soude, de magnésie, d'acide sulfurique et carbonique (bicarbonosulfate de magnésie et de soude) qui, par la méthode commune d'analyse chimique, est décomposé en carbonate de magnésie, sulfate de soude et gaz carbonique. C'est pourquoi, en suivant cette méthode, il est impossible de produire dans la table n° II du carbonate de soude et du sulfate de magnésie comme éléments de l'eau de Griesbach. Le résultat d'une pareille méthode d'analyse ressemble à un corps sans tête.

« L'acide carbonique n'est pas seulement le lien commun de la masse des sels dont il forme un tout, il est encore, comme dans le cas présent, le lien spécial de plusieurs sels individuels quadruples, que l'on peut produire isolés artificiellement de leurs éléments dans l'acide carbonique, mais qui ne persistent pas dans leur union aussitôt que leur partie constitutive d'acide carbonique en est chassée par des circonstances contraires.

« La grande ressemblance des éléments de la source à boire de Griesbach et de ceux de la source à boire de Pyrmont est fort intéressante pour les sciences naturelles et médicales, et pour le grand-duché en particulier, selon l'analyse chimique la plus nouvelle de MM. *Brandes* et *Krüger* (voy. Bley, *Taschenbuch*, p. 375-376). La source de Pyrmont contient les mêmes bases de sels, c'est-à-dire la soude, la chaux, la magnésie, l'alumine, la potasse, la strontiane, la baryte, le fer et le manganèse, ainsi que les mêmes acides, c'est-à-dire l'acide carbonique, sulfurique, muriatique, phosphorique, l'acide silicique et des fontaines. Seulement la source à boire de Pyrmont contient encore de la lithine; mais celle-ci, comme la partie de strontiane et de baryte, s'y trouve dans une quantité si minime, qu'il est impossible d'en vouloir faire résulter une valeur médicale...

« Quant à la totalité des éléments, la source à boire de Griesbach atteint celle de Pyrmont pour la quantité; pour la qualité, les deux sources se balancent, comme la comparaison l'a prouvé; ce qui permet de conclure avec raison à la conformité de leur action. Quant à la partie de fer qu'elle contient, la source de Griesbach surpasse (selon l'analyse de Brandes et Krüger) celle de Pyrmont de quelques centigrains, ce qui, du reste, est de peu de considération. De même pour la partie du gaz carbonique, qui est très-grande dans toutes les deux, celle de Pyrmont, selon Brandes et Krüger, surpasse l'autre de quelques pouces cubes sur une livre d'eau[1]. Somme toute, ajoute l'auteur en terminant, une analyse comparative de l'eau expédiée de Pyrmont a prouvé au soussigné que les eaux de Griesbach et de Pyrmont sont presque identiques dans leurs éléments et dans leur caractère principal, ce qui distingue particulièrement Griesbach des eaux minérales voisines.

« Carlsruhe, en mai 1839.

« KOELREUTER. »

Mais si l'on compare la situation des bains de Griesbach et celle de Pyrmont et de Schwalbach, la première aura la préférence. Griesbach est plus élevé au-dessus du niveau de la mer; il est situé 726' au-dessus de Pyrmont, et 421' au-dessus de Schwalbach; aussi la pression de l'air y est moins forte, l'atmosphère plus pure et favorisant plus puissamment la circulation et la transformation du

[1] Pour prévenir des méprises, il faut observer, à propos du n° I de la table, que la quantité de gaz carbonique séparée de l'eau par la chaleur d'ébullition, selon le rapport analytique de Brandes et Krüger, a été extraite d'un volume de 100 pouces cubes d'eau, ce qui égale 3,76 livres. L'eau de Pyrmont contient donc sur une livre à 16 onces 44,81 pouces cubes de gaz carbonique.

sang. Ajoutons que les montagnes entourantes sont couvertes de forêts résineuses dont les émanations aromatiques, augmentées encore par des incisions nombreuses faites dans l'écorce des sapins pour l'exploitation[1] de la résine, exercent une influence salutaire sur tous les baigneurs qui y demeurent, et particulièrement sur ceux qui souffrent des membranes muqueuses des poumons.

## CHAPITRE IV.

### DES PROPRIÉTÉS MÉDICALES DE L'EAU DE GRIESBACH.

«L'eau de Griesbach, dit le célèbre professeur Heyfelder[2], eu égard à sa grande quantité de gaz carbonique et de fer, est au premier rang parmi les eaux ferrugineuses volatiles, et mérite, à cause de ses qualités salutaires, toute la considération des médecins. Son action est vivifiante et fortifiante, surtout aux

[1] Cette exploitation, autrefois plus étendue, occupe encore aujourd'ui à peu près 500 hommes durant tout l'été.

[2] Voyez son excellent ouvrage: *Die Heilquellen des Kœnigreichs Würtemberg, des Grossherzogthums Baden*, *etc.*, 2te Auflage, S. 343. Stuttgart 1846. (*Les sources minérales du royaume de Würtemberg, du grand-duché de Bade*, *de l'Alsace et des Vosges*, 2e édit., p. 343.)

parties intestinales et aux organes urinaires. Sa richesse en acide carbonique la rend *généralement bien supportable à l'estomac*, et lui assure une grande supériorité sur plusieurs sources ferrugineuses, pour le reste semblables. La saveur très-agréable de l'eau y contribue encore, et j'avoue franchement que je n'ai pas encore rencontré une eau minérale plus savoureuse. »

L'eau de Griesbach accélère la circulation du sang et peut produire par l'action du gaz carbonique, même chez les personnes saines qui en boivent plusieurs verres sans intervalles, une espèce d'ivresse. Lorsque les baigneurs prennent cette eau en grande quantité et à petits intervalles, les selles deviennent liquides chez quelques-uns d'entre eux. Quoiqu'en général elle n'agisse pas ainsi sur les selles, nous avons cependant observé que plusieurs malades qui n'étaient pas encore montés jusqu'à huit verres, avaient régulièrement quatre à six selles liquides après le déjeuner, et que leur digestion, loin d'en être altérée, se fortifiait par l'usage continué de cette eau. Aussi ces évacuations alvines étaient-elles faciles et sans douleur et n'incommodaient point les malades.

L'appétit augmente quelquefois même dès les premiers jours, et les aliments sont mieux supportés. Tous les systèmes de l'organisme sont excités d'une manière douce et graduée; les malades se sentent plus légers, plus dispos [1]; le pouls

[1] Cette sensation pousse quelquefois les malades à se permettre de trop grands exercices et des excursions fatigantes; mais les fatigues, loin de contribuer à leur

devient plus vif et plus fort, quoiqu'il y en ait aussi qui, au commencement de la cure, se sentent la tête prise et éprouvent de la lassitude.

Toutes les sécrétions s'exécutent avec plus d'energie; la sécrétion de l'urine surtout est très-augmentée au commencement; il arrive même quelquefois un état d'irritation de l'urètre pendant plusieurs jours chez les personnes qui souffrent des maladies de ces parties, ce que nous avons pu observer dans certains cas de leucorrhée.

L'eau de Griesbach, en raison de sa composition chimique, doit convenir dans toutes les maladies chroniques, en tant qu'elles résultent d'un simple affaiblissement, soit des systèmes vasculaire et musculaire, soit du système nerveux ou des organes de la digestion. «Elle convient donc, dit M. Heyfelder, dans la convalescence des maladies affaiblissantes et de longue durée, dans les états de faiblesse après les couches, après l'allaitement trop longtemps continué, après des pertes considérables de sang et d'humeurs, dans l'hypocondrie et l'hystérie simple, dans les crampes, les paralysies, et de préférence dans l'anémie chlorotique, à condition qu'elle n'ait pas de causes matérielles spéciales, qu'il faut d'abord guérir.»

rétablissement, sont toujours nuisibles aux malades qui ont besoin d'une cure corroborante.

Employée tant à l'intérieur qu'à l'extérieur, l'eau de Griesbach est particulièrement indiquée et a presque toujours réussie dans les maladies suivantes :

1° Dans les scrofules et leurs diverses formes, telles que le rachitisme, l'engorgement des glandes ;

2° Dans les hémorrhoïdes, la goutte et les rhumatismes chroniques ;

3° Dans les états pituiteux, scorbutiques et hydropiques.

4° L'eau de Griesbach convient fort bien dans les cas d'atonie des organes de la digestion ; dans l'anorexie habituelle, la boulimie périodique ; dans la faiblesse de l'estomac, caractérisée par une trop grande sensibilité de cet organe, par des cardialgies fréquentes, des digestions lentes, inertes et pénibles, par une sensation de plénitude à l'épigastre après les repas, par des éructations et des flatuosités, des vomissements fréquents et opiniâtres ; lorsqu'il y a acidité dans les premières voies, pyrosis, accumulation de mucosités dans les intestins, ainsi que dans les constipations et les diarrhées habituelles[1], dans le mal de vers, la

[1] C'est un des effets généraux de l'action tonique de l'eau minérale de Griesbach que de régler les déjections alvines, soit qu'il y ait constipation ou diarrhée habituelle. Nous avons observé pendant la dernière saison, entre autres, deux cas très-remarquables, représentant pour ainsi dire les extrémités de ces deux états opposés. Le premier, c'était un paysan de cinquante et quelques années, qui, ayant eu une fièvre typhoïde l'année précédente, ne pouvait aller à la selle sans em-

colique; enfin dans les maladies du foie, de la rate, du pancréas, des glandes mésentériques.

5° L'eau de Griesbach est particulièrement recommandée dans la chlorose des jeunes filles, ainsi que dans les états semblables anémiques, suites ou de métrorrhagies, ou de diarrhées, ou de fièvres typhoïdes, etc., etc. Dans la chlorose on observe une amélioration remarquable, généralement dès la seconde ou troisième semaine de la cure; mais nous avons observé des cas très-graves, où, après les premiers symptômes d'amélioration, les malades sentaient le besoin d'une prolongation de la cure jusqu'à six, sept semaines.

6° Cette eau est encore à recommander dans les maladies des voies urinaires, comme dans la disposition à la gravelle, dans les catarrhes chroniques de la vessie et de l'urètre, les hémorrhoïdes de la vessie (lorsqu'il y a point ou peu d'irri-

ployer ou des lavements ou des médicaments depuis quarante-six semaines, et qui, vers la fin de la deuxième semaine de la cure, pouvait se dispenser de ces remèdes. Ajoutons qu'il fut aussi guéri à Griesbach de ses sueurs abondantes, suites de la fièvre typhoïde. L'autre, c'était un jeune homme qui, ayant eu une diarrhée habituelle, opiniâtre depuis quelques années, arriva à Griesbach dans un état déplorable et affreux, ressemblant tout à fait à une personne chlorotique au plus haut degré, ayant le pouls accéléré, la langue sèche, etc., et qui, après un séjour de cinq semaines, avait repris l'air d'un jeune homme à la fleur de son âge.

tation), dans les crampes de la vessie dépendant d'une trop grande sensibilité, dans l'incontinence de l'urine.

7° L'eau de Griesbach est très-efficace dans les maladies des organes de la génération, comme dans l'impuissance, dans les pertes séminales, dans la leucorrhée, dans les désordres des menstrues, dans l'hémorrhagie utérine[1], dans la disposition à l'avortement et dans la stérilité. C'est surtout aux femmes disposées à l'avortement ou aux couches prématurées, ou à celles qui, à cause de leurs règles trop abondantes ou trop souvent répétées, ou à cause d'inertie de l'utérus, ne conçoivent pas du tout, que l'eau de Griesbach convient excellemment; on peut aussi la recommander à des femmes déjà enceintes lorsqu'elles ont cette malheureuse disposition à l'avortement ou aux couches prématurées, pour les fortifier et prévenir le retour de leurs accidents[2].

[1] Nous avons observé, dans la dernière saison, chez une femme qui avait habituellement les menstrues très-abondantes, et qui, en conséquence de ces pertes répétées, était anémique, une amélioration remarquable déjà pendant son séjour à Griesbach, en sorte que les règles rentrèrent onze jours plus tard qu'elles ne rentraient dans l'état maladif.

[2] Quant à la stérilité, la réputation de Griesbach est si grande, que dans la dernière saison on y trouva, entre autres, quatre sœurs mariées depuis longtemps, qui, n'ayant jamais été enceintes dès leur mariage et souffrant en même temps de leucorrhée, vinrent ensemble à Griesbach pour remédier à leur stérilité.

8° On emploie avec succès l'eau de Griesbach aussi dans certaines maladies des poumons, dans les catarrhes chroniques et dans la phthisie pituiteuse, dans la toux chronique qui a son siége dans l'estomac, dans l'asthme humide et pituiteux; s'il dépend d'atonie des organes du bas-ventre, dans l'asthme nerveux ou convulsif;

9° Dans les maladies des organes de la circulation, résultant d'atonie.

10° L'eau de Griesbach jouit à un haut degré de vertus toniques propres à fortifier le système nerveux et ses centres, le cerveau et la moelle épinière. Elle réussit donc dans les vertiges, la faiblesse de la vue, la danse de Saint-Guy, dans certains cas d'épilepsie, dans les tremblements des membres et dans les paralysies, dans la migraine, dans l'irritation spinale. Elle est vantée extrêmement aussi dans le marasme de la moelle épinière, soit qu'il dépende de pertes d'humeurs abondantes, avec ou sans irritation du système nerveux, ou de congestions du sang, en conséquence d'une trop grande vénosité, ou de commotion, ou de la goutte et du rhumatisme. N'ayant pas eu l'occasion de faire des observations dans ces cas, nous sommes hors d'état de contester ou de constater l'opinion de Hirsch, qui dit, d'une manière absolue, que les eaux ferrugineuses y sont toujours nuisibles (voyez son excellent ouvrage sur les névroses spinales, § 28).

11° Une disposition maladive aux sueurs dépend souvent d'une simple faiblesse, et s'accommode fort bien de l'action tonique de l'eau de Griesbach, laquelle réussit aussi dans les ulcères atoniques, et, selon les auteurs anciens, même après une application exclusivement extérieure.

## CHAPITRE V.

### MANIÈRE DE BOIRE L'EAU MINÉRALE ET DE PRENDRE LES BAINS.

On se sert de l'eau de Griesbach comme boisson et comme bain. Après s'être reposé au moins un jour des fatigues du voyage, avant de commencer le traitement, on boit le matin (car l'expérience a prouvé que la matinée convient le mieux pour boire les eaux minérales) d'abord un ou deux verres, et on monte successivement les jours suivants à six, huit, dix, douze verres, et même, quoique rarement, au-dessus de ce nombre. Communément on boit à intervalles de quinze minutes, mais fréquemment même à intervalles de dix minutes, en prenant un exercice modéré, soit au grand air, ou si la pluie ne le permet pas, dans la halle à boire ou dans les corridors, toujours vêtu selon les exigences de la température de la matinée. Les individus très-affaiblis ne supportent pas de boire si rapidement, et doivent se contenter souvent de prendre des demi-verres et à intervalles de vingt-quatre à trente minutes, afin de prévenir une indigestion. Les personnes enfin qui ont l'estomac très-sensible ou une disposition à la diarrhée, font bien de boire au commencement l'eau un peu chauffée au moyen d'addition d'un peu de lait chaud, etc. Ajoutons qu'il est quelquefois nécessaire de prendre les premiers verres ou demi-verres avant de se lever du lit.

Quelques-uns des malades recommencent à boire le soir, entre cinq et sept heures; mais ils ne prennent que quelques verres, et tout au plus la troisième partie du nombre du matin, afin de ne pas troubler la digestion du dîner ni le repos de la nuit. Du reste, il ne convient pas à tous les malades de boire le soir. Les individus nerveux et très-irritables dont nous venons de parler, doivent partager leur journée et prendre une deuxième dose entre le déjeuner et le diner.

Avant de finir la cure, on diminue graduellement la quantité d'eau, mais nullement dans la même proportion; car, étant parvenu au nombre de six, huit ou dix verres, on continue à boire le même nombre jusque vers la fin de la cure, à moins qu'il ne survienne quelque accident.

Pendant les époques, la plupart des femmes continuent à boire, en diminuant seulement le nombre des verres; il y en a qui doivent aussi suspendre les bains pendant ce temps, surtout celles qui ont une disposition à la métrorrhagie. Il semble que l'on défend aussi l'usage des eaux de Griesbach aux femmes enceintes, mais, comme nous venons de dire, à tort.

Pour ceux des visiteurs de Griesbach qui souffrent de maladies de la poitrine ou du bas-ventre, et qui ont besoin de joindre à l'usage de l'eau minérale l'usage de petit-lait, ils en trouvent de fort bien préparé à Griesbach, et qui doit à peine céder au petit-lait de la Suisse, puisque les chèvres, dont le lait y est employé, séjournent toute la journée aux pâturages sur des collines riches en herbes aromatiques.

Pendant les heures destinées à boire l'eau minérale, ainsi que pendant le dîner, les baigneurs jouissent du plaisir d'entendre la musique de l'orchestre.

Communément on joint à l'usage de l'eau en boisson l'application en bains, quoiqu'il y en ait qui se contentent de la prendre en boisson, et d'autres qui se bornent à l'usage des bains. Quant à l'application, l'individualité du malade et la nature de son mal doivent décider s'il doit commencer en même temps la cure en boisson et en bains. En général, on doit commencer à boire quelques jours avant de commencer à se baigner. La plupart ne prennent qu'un seul bain par jour, ou à la première heure de la matinée avant de boire, ou entre la cure à boire et le déjeuner, ou de deux, à trois heures avant le dîner. Ils y restent au commencement dix à quinze minutes et graduellement trois quarts d'heure à une heure. La température des bains la plus commune est de 26 à 27 degrés Réaumur, mais les baigneurs dont l'individualité et la maladie permettent de prendre une température plus basse, et il y en a qui baignent à 20 degrés Réaumur, ont l'avantage d'un mélange d'eau plus fort, puisque l'eau chauffée doit nécessairement être privée d'une plus grande portion de gaz carbonique et de bicarbonate de fer. Quand, au contraire, il s'agit de pousser l'action de la peau et de provoquer aux crises cutanées, un plus haut degré de température est convenable, et on doit conseiller au malade d'aller se coucher après les bains et de ne pas se promener à l'air.

## CHAPITRE VI.

### HYGIÈNE DES BAIGNEURS.

Le régime convenable à la cure de Griesbach que nous allons conseiller aux baigneurs doit commencer avant la cure. Des personnes qui n'ont pas l'habitude, par exemple, de se lever de bonne heure, ou de se promener à l'air, surtout dans la fraîcheur du matin, ou de boire de l'eau avant de déjeuner, feraient fort bien de commencer la cure chez elles quelques semaines avant de partir, en s'accoutumant graduellement à ces parties du régime, afin qu'elles ne soient pas contraintes de subir un trop grand et trop soudain changement de leur vie ordinaire. Il vaudrait encore mieux, ce que réellement plusieurs des visiteurs de Griesbach observent, commencer la cure préliminaire en buvant chez eux l'eau de *Griesbach* pendant quelques semaines. Pour être parfaitement assuré de ne pas acheter une eau artificielle ou vieillie, on fera bien de s'adresser immédiatement au propriétaire de l'établissement de Griesbach. L'on peut y avoir des caisses de douze jusqu'à cinquante bouteilles. Le prix d'une grande bouteille est de 25 cent., le prix d'une petite de 20 cent., auquel il faut encore ajouter la caisse et l'emballage. Il en est de même pour la sobriété qui est si nécessaire pour la guérison que des personnes habituées à enfreindre les règles de l'hygiène ne doivent souvent imputer leurs insuccès qu'à leur indocilité.

Le déjeuner le plus convenable consiste dans du café au lait ou du chocolat léger cuit à l'eau ou au lait, avec un peu de pain bien cuit et qui n'est pas trop frais, ou enfin dans un bouillon avec ou sans jaune d'œuf.

Beaucoup de baigneurs ont l'habitude de déjeuner une demi-heure après avoir bu le dernier verre. Bien que la plus grande digestibilité de l'eau de Griesbach y permette plus que dans les autres bains un déjeuner si prématuré, il vaut beaucoup mieux se contenir et ne déjeuner qu'une heure après le dernier verre. Il vaudrait même mieux encore, pour ceux au moins qui peuvent attendre si longtemps, se baigner une heure après le dernier verre et ne déjeuner qu'après le bain, ce qu'observent en effet plusieurs des baigneurs.

Le thé et les fruits crus ne sont ordinairement pas bien supportés par ceux qui boivent l'eau minérale.

A dîner, les baigneurs se garderont de manger trop et feront même bien de ne pas satisfaire entièrement leur appétit qui, outre cela, est augmenté par l'eau minérale et séduit par la variété des mets. On ne mangera que des aliments de facile digestion, bien nourrissants, bien cuits et ne provoquant pas de constipation.

Pour le souper, on ne prendra que très-peu de viande; une bonne soupe, ou des œufs frais, etc. Moins l'estomac est chargé, mieux on reposera pendant la nuit. Les personnes habituées au café noir après le dîner peuvent en continuer l'usage. En général, on ne mangera rien entre les repas, et l'on s'abstiendra du thé pendant tout le temps de la cure.

Quant aux boissons spiritueuses, elles ne sont pas contre-indiquées, mais elles devront être prises avec modération et seulement par les personnes qui ont l'habitude et le besoin de prendre un à deux verres de vin au dîner et au souper. L'usage du vin rouge, du vin blanc dépend des habitudes de la personne. Le bischoff, le vin chaud sont nuisibles. Ajoutons que les eaux minérales mêlées avec du vin ne conviennent pas non plus pendant le repas.

On nous dispensera de dire au lecteur que beaucoup d'autres choses influent sur le succès de la cure, qu'il est nécessaire d'avoir l'esprit calme, de ne pas se tourmenter de soucis domestiques, etc., etc.; que le séjour fréquent en plein air, la société gaie, les promenades faites le matin et le soir, sans pourtant se fatiguer, contribuent beaucoup à un bon succès. Enfin, il est indispensable de se munir de vêtements plus chauds pour le matin, ou quand par l'influence de l'humidité l'air se rafraîchit considérablement. Il est essentiel aussi de se garantir contre l'humidité des pieds, et en général d'éviter soigneusement tout ce qui peut arrêter la transpiration, naturellement augmentée pendant qu'on fait usage de l'eau minérale. La danse, lorsqu'on s'y livre avec modération et qu'on ne la prolonge pas au delà du temps destiné à se coucher, dix heures du soir, est un exercice convenable.

## CHAPITRE VII.

### DE L'ÉTABLISSEMENT, DES RÉCRÉATIONS ET DES PROMENADES.

L'établissement de M. Monsch contient cent cinquante appartements et chambres garnis commodément et en partie élégamment, qui donnent sur les jardins et les promenades. Au rez-de-chaussée se trouve la salle de la source, où les baigneurs viennent prendre l'eau. Elle est très-spacieuse et fermée par des portes et des fenêtres qui la garantissent de tout courant d'air. Tout près se trouvent quarante cabinets de bain, tenus très-proprement, avec des baignoires en cuivre, dans lesquelles l'eau chaude et l'eau froide sont conduites par des tuyaux munis de robinets en cuivre jaune. Dans chaque cabinet on trouve une glace, un cordon de sonnette. Le linge qui sert à essuyer le corps est chauffé à l'avance dans le corridor des bains. Des thermomètres sont à la disposition des baigneurs. Une partie des cabinets sont en même temps fournis de douches.

Au rez-de-chaussée du bâtiment supérieur est une salle à manger, d'une très-grande hauteur et ornée de colonnes ; elle est de plain pied avec la promenade et on y jouit d'une belle vue sur les sapinières qui s'élèvent tout près.

En outre, il y a encore deux salles de conversation et une salle de billard.

Depuis que M. Monsch est devenu seul propriétaire de tout l'établissement, dont la partie supérieure appartenait à M. Dollmetsch, il a fait réunir les bâtiments par de larges corridors couverts et percés d'un grand nombre de fenêtres. Les baigneurs peuvent les parcourir pour se rendre aux sources, aux bains, à la salle à manger et à celles de conversation, sans craindre ni humidité ni courants d'air. En temps de pluie, ces corridors peuvent servir de lieu de promenade.

Une chapelle, où le service divin est célébré, se trouve comprise dans l'ensemble des bâtiments.

Le gouvernement badois, dans l'appréciation juste de l'importance des bains du Renchthal et surtout de Griesbach[1], a non-seulement pris soin d'embellir ces bains par des routes et des promenades excellentes, mais il a encore établi un service de diligences, qui joint les bains d'un côté au chemin de fer près d'Appenweier, de l'autre au royaume de Wurtemberg. L'établissement de Griesbach

[1] Le grand-duc Charles lui-même aimait beaucoup le séjour de Griesbach pour rétablir sa santé, et c'est là qu'il signa l'acte de la constitution de son pays, laquelle conséquemment est datée de Griesbach.

est en conséquence fourni d'un bureau de poste, où les voyageurs et les lettres ont tous les jours l'occasion d'arriver ou de partir. Dans les dernières années, le gouvernement, toujours occupé de prendre soin des besoins et de la commodité des baigneurs, a encore prouvé sa sollicitude en plaçant le médecin inspecteur des bains, qui jusque-là résidait à Oppenau, au centre des bains et en lui donnant la permission d'avoir une pharmacie.

Il est encore à remarquer que Griesbach n'est pas du nombre de ces bains bruyants où le luxe et l'étiquette deviennent souvent une véritable gêne; cet établissement offre un séjour agréable et tranquille, et la société y est généralement choisie. Les principaux visiteurs viennent de l'Alsace, de la Suisse, du grand-duché de Bade et du Wurtemberg; il est à supposer que les communications avec Paris et le reste de la France devenant de jour en jour plus faciles par le chemin de fer de Paris à Strasbourg, le nombre des visiteurs de ce pays et particulièrement de Paris deviendra bien plus important que par le passé. Afin de faciliter les moyens de récréation, on trouve à l'établissement des journaux, un billard, un jeu de quilles, deux pianos. Les amateurs de la chasse et de la pêche trouvent également tous les moyens pour se procurer ce plaisir.

Après le dîner, le rendez-vous ordinaire est la terrasse qui est pour ainsi dire la continuation de la salle à manger, avec laquelle elle communique de plain pied par une porte vitrée; un autre lieu de réunion est sous les tilleuls derrière et au-dessus des bâtiments, d'où l'on jouit également d'une fort jolie vue.

Les personnes qui ne veulent ou ne peuvent pas aller plus loin trouvent dans les promenades autour de l'établissement un délassement paisible; celles que l'étude des mœurs des habitants de la vallée peut intéresser, ainsi que leurs divers travaux, sont sûres de trouver chez ces hommes simples toute l'affabilité qui leur est commune.

La nature si pittoresque du pays présente en outre une riche variété de promenades et d'excursions plus ou moins longues, parmi lesquelles nous citerons comme plus rapprochées, la grande cascade, la Sophienhütte, la petite cascade et la chaire du diable, la vallée de la Rench, le Breitenberg, Petersthal et Freiersbach; parmi celles plus éloignées, les bains d'Antogast et de Rippoldsau, Oppenau et les cascades d'Allerheiligen.

### *La grande cascade, la Sophienhütte, Rippoldsau.*

En sortant de la salle à manger et de la terrasse attenante, on entre dans une allée d'acacias et sur un double chemin qui conduit aux deux côtés du ruisseau de Griesbach vers le Kniebis. Bientôt on est arrivé au pied de la route ascendante nommée le Steig de Griesbach, qui, construite en 1818 par la sollicitude du gouvernement badois, est d'un travail fort remarquable. Cette route fait beaucoup de détours; elle surprend le promeneur par une variété de vues magnifiques et conduit au Kniebis. Après l'avoir traversé, elle se continue d'un côté dans la direction de Stuttgart à la ville de Freudenstadt et de l'autre elle descend dans la vallée de Rippoldsau. Arrivé au pied du Steig de Griesbach, à dix minutes de l'établissement, les ondes du ruisseau et les rochers pittoresques, cachés sous l'ombre des sapins, invitent le promeneur à jouir d'une solitude dont le silence solennel n'est interrompu que par le bruit des cascades et le chant des oiseaux.

En suivant plus loin le ruisseau sur un sentier bien entretenu, on arrive sans fatigue, tout près d'un rocher nommé le *Rappenschliff*, à la grande cascade, qui présente à l'œil surpris un spectacle que l'on a peine à quitter. Ce même sentier conduit directement, après un trajet de deux heures, de Griesbach à Rippoldsau. Au milieu de cette excursion et sur le sommet de la Holzwælderhœhe, on rencontre un lieu de repos charmant, la Sophienhütte (chaumière de Sophie), ainsi nommée en souvenir de la grande-duchesse de Bade, qui en conçut l'idée. La vue y est des plus étendues : on domine une foule de montagnes et de vallées, et surtout la vallée de la Rench dans tout son ensemble. On y est à 1289′ au-dessus de Griesbach qu'on aperçoit à ses pieds. « Vers le sud, l'œil parcourt la chaîne méridionale de la Forêt-Noire ; vers l'ouest et le nord, l'énorme Kniebis avec ses massifs de forêts gigantesques... Le second plan du tableau est limité par le Rhin, derrière lequel s'élèvent fièrement les remparts de Strasbourg, dominés par sa superbe cathédrale ; au fond on aperçoit les villes et les villages semés dans les plaines bleuâtres de l'Alsace que termine à l'horizon la ligne festonnée des Vosges. » (Stœss, dans sa *Description de Rippoldsau.*) En même temps que l'esprit s'élève par ce spectacle sublime, le corps se sent rafraîchi merveilleusement par l'air pur et parfumé des exhalations éthériques de la forêt épaisse des sapins; et l'action alternative du physique sur le moral produit cette jouissance parfaite du sentiment qui est un des plus rares et des plus précieux dons du ciel, et qui contribue en même temps à la satisfaction de l'âme et à la santé du corps.

*Petite cascade, Chapelle et Chaire du diable.*

Pour les personnes qui aiment les belles parties de forêts et la nature sauvage, cette promenade, qui est environ de deux heures, offre beaucoup d'attraits.

En cotoyant la colline à droite de l'allée d'acacias, et en suivant ce chemin dans la forêt, on rencontre, après un quart d'heure de marche, la petite cascade, dont il faut ouvrir le réservoir dans les temps de grande sécheresse.

En avançant sur le même chemin, on est conduit, au bout d'une demi-heure, dans une vallée très-sauvage, où l'on est frappé de la forme particulière d'un immense rocher qui ressemble à une chaire qu'une main invisible aurait construite. On y a pratiqué un escalier conduisant sur la terrasse, d'où l'on jouit d'une vue très-étendue dans les diverses vallées.

Une promenade plus courte conduit le baigneur, derrière le bâtiment supérieur, sur des sentiers tortueux et légèrement ascendants, à travers les plantations attenantes à l'hôtel, sur un sommet, d'où on a la vue des bâtiments de l'établissement situés au pied et celle du Kirchberg s'élevant au côté du nord, et des autres montagnes qui lui servent de ceinture. En continuant plus haut le même chemin, on arrive au *Silbereckle*, d'où l'on embrasse toute la vallée avec ses nombreux embranchements et ses maisons rustiques, pittoresquement dispersées entre des prairies riantes et des champs bien cultivés, et des forêts qui reflètent toutes les nuances de la verdure.

On a pratiqué aussi des chemins convenables sur la colline située de l'autre côté des bâtiments, conduisant, entre autres, sur un rocher nommé le Kænzelchen, des pieds duquel jaillit une des belles cascades de la Rench, et où commence une partie de la vallée nommée la *wilde Rench* (Rench sauvage).

Très-souvent les baigneurs choisissent pour leurs promenades la route qui, en cotoyant la rivière de la Rench, conduit à Petersthal et Freiersbach et se continue, comme nous venons de dire, à Oppenau, Lauterbach, Oberkirch et Appenweier.

Petersthal et Freiersbach sont à trois quarts de lieue et à une lieue de Griesbach. En quittant cette route à un quart de lieue de Griesbach, on prend souvent le chemin qui conduit au sommet du Breitenberg, où l'on rencontre une ferme qui est à mi-chemin des bains d'Antogast.

Concernant les excursions les plus lointaines, que l'on ne fait qu'en voiture, nous nous bornerons à mentionner les bains de Rippoldsau et les cascades majestueuses du Lierbach au pied des ruines de l'abbaye d'Allerheiligen, à deux lieues de la ville d'Oppenau, qui est elle-même à deux lieues et demie de Griesbach. Ces cascades, selon le jugement des connaisseurs, ne le cèdent en rien aux cascades les plus renommées de la Suisse, et se distinguent par un caractère tout singulier qui n'a de ressemblance avec aucune de celles-ci. Ajoutons encore que l'église gothique de Lautenbach, qui est une des plus belles du grand-duché, mérite fort bien une visite; la route de la station du chemin de fer d'Appenweier à Griesbach passe par le village de Lautenbach; les voyageurs qui, au lieu de prendre la diligence, prennent une autre voiture, n'ont qu'à descendre et à admirer.

Nous ne saurions terminer ces notices sans faire mention d'une excursion sur le Kniebis que l'on peut monter ou à pied ou en voiture. Quoique la route qui conduit sur le Kniebis soit assez rapide, elle est, en général, très-fréquentée par les promeneurs, puisqu'elle présente dans ses détours multipliés une variété de vues surprenantes. Mais le sommet de cette montagne doit attirer surtout les promeneurs; et on ne se repentira jamais d'avoir suivi les tortuosités de cette route excellente jusqu'au sommet, d'où l'on jouit d'une vue qui s'étend sur la plus grande partie de la Forêt-Noire, de la Souabe, des Vosges, des Alpes et des montagnes du Tyrol. Le point le plus favorable pour la vue est près du reste des fortifications élevées par le duc Alexandre de Wurtemberg en 1734, et momentanément réparées par les Français en 1796, dites *Alexanderschanze* (fort d'Alexandre). Une autre redoute, à trois quarts de lieues de là, *La Schwabenschanze* (fort des Souabes), se trouve sur le Rossbühl. On y découvre encore un des tableaux les plus pittoresques. A cent toises du fort des Souabes et un peu plus profondément située vers le sud, se trouve la redoute des Suédois, construite pendant la guerre de trente ans. Ce fut aussi dans le même temps que fut détruit un couvent situé au sommet du Kniebis, et qui appartenait primitivement à l'ordre de Citeaux, plus tard à celui des chanoines réguliers, et enfin à des Bénédictins, ainsi qu'un bâtiment habité par des Franciscains du tiers-ordre. C'est sur ces ruines qu'on a élevé, en 1650, une auberge.

FIN

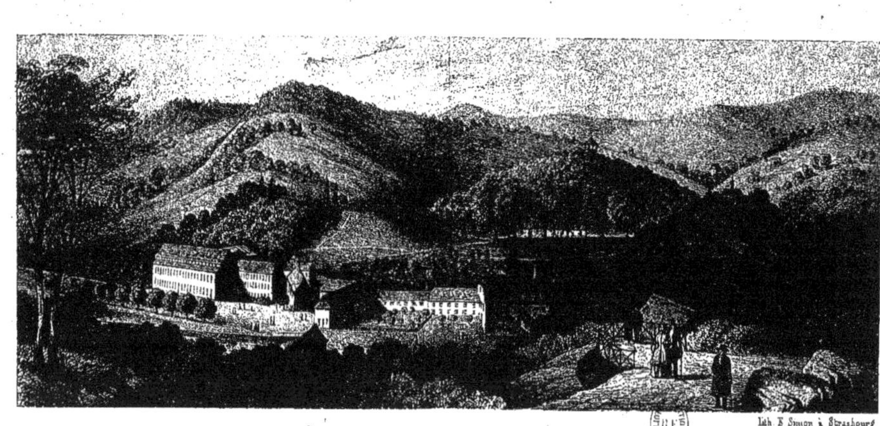

Lith. E Simon à Strasbourg

Bains de Griesbach et Environs. Badanstalt Griesbach und Umgegend.

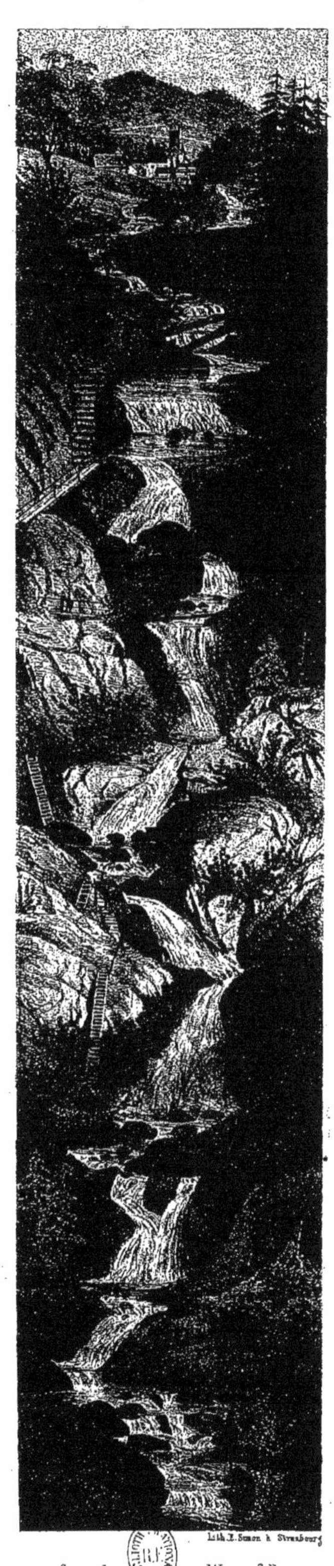

Lith. E. Simon à Strasbourg



Cascades d'Allerheiligen. Wasserfälle von Allerheiligen

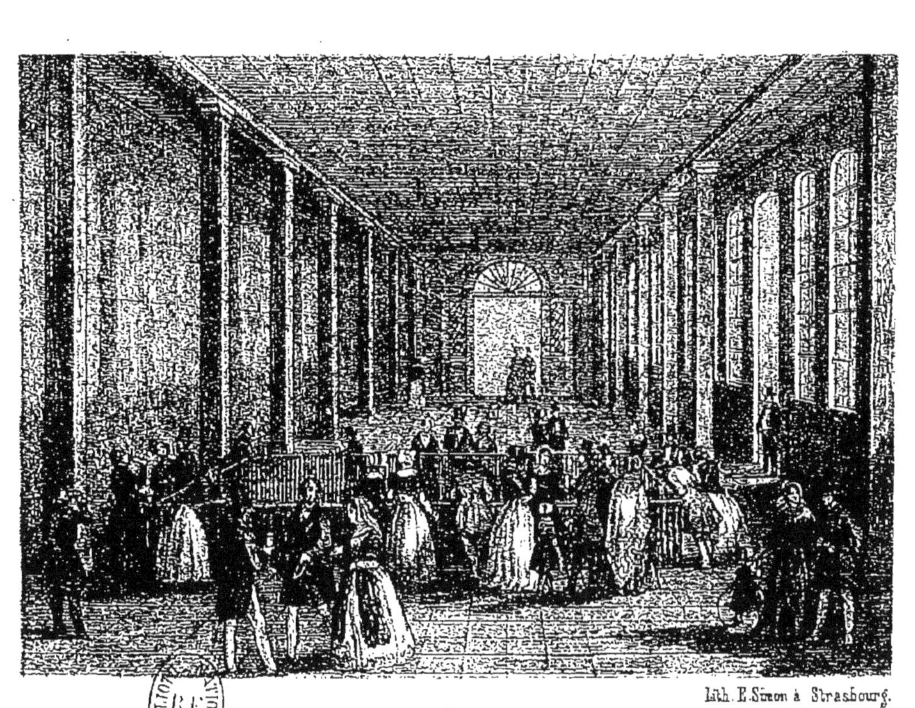

Lith. E. Simon à Strasbourg.



Source. Trinksaal.

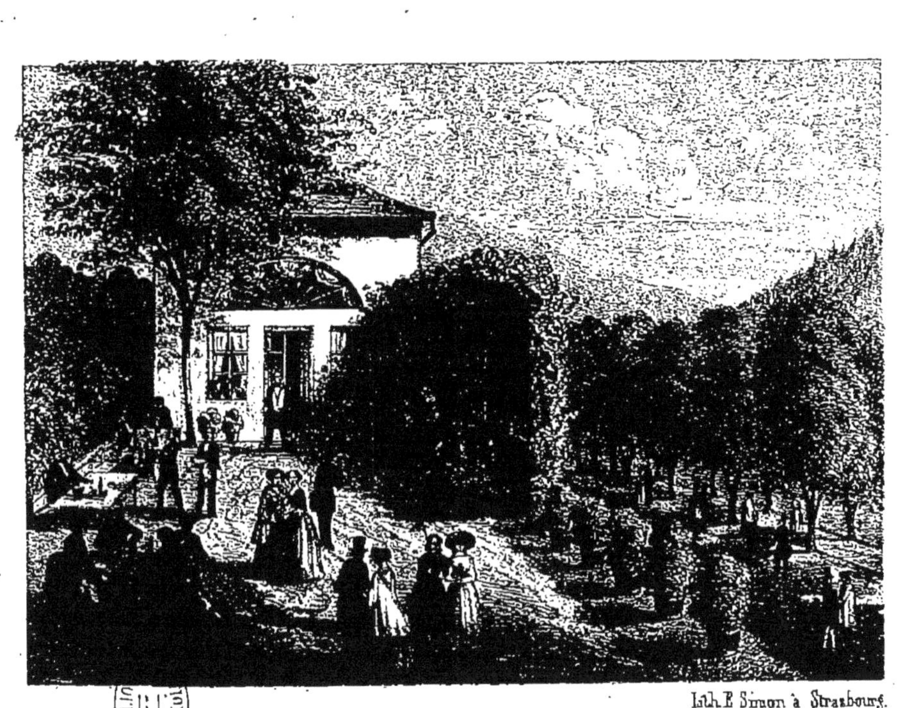

Lith. E Simon à Strasbourg.



Entrée de la Salle à manger. Eingang des Speisse-Saals.

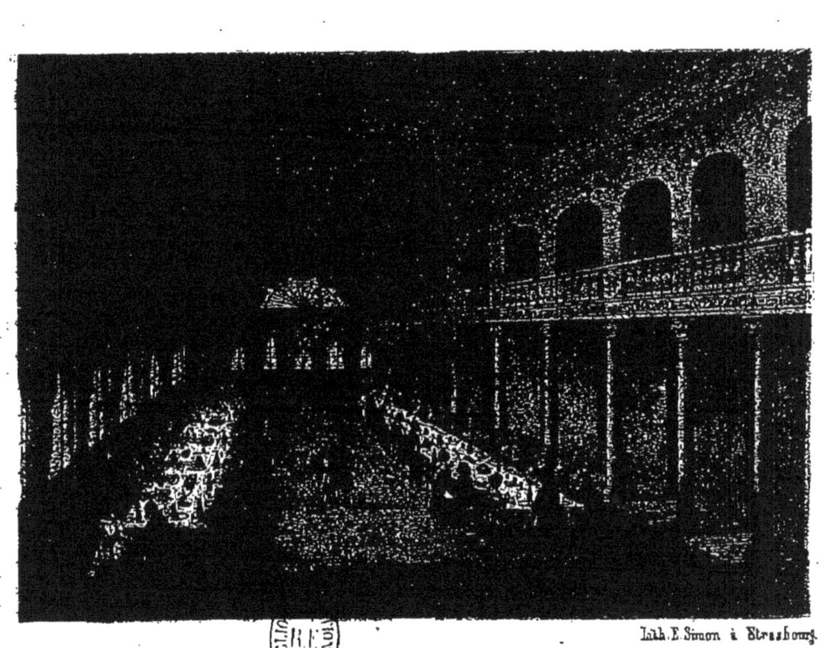

Lith. E. Simon à Strasbourg.



Salle à manger. Speisse-Saal.

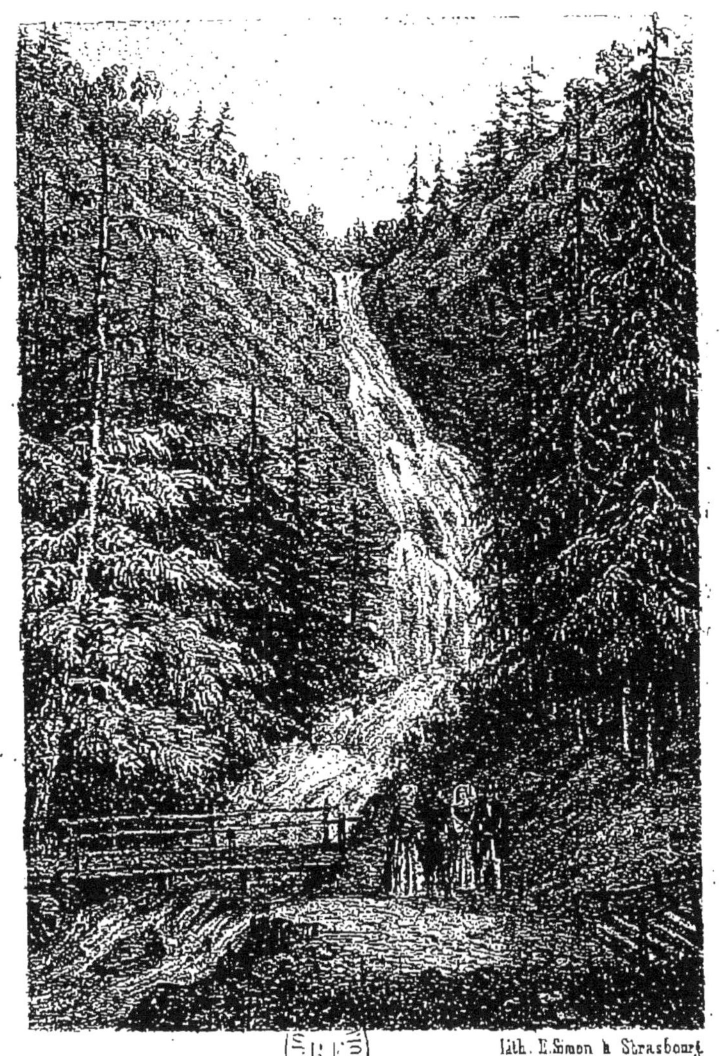

lith. E. Simon à Strasbourg.



La grande Cascade, chemin de Rippoldsau.

Der grosse Wasserfall, Weg nach Rippoldsau.

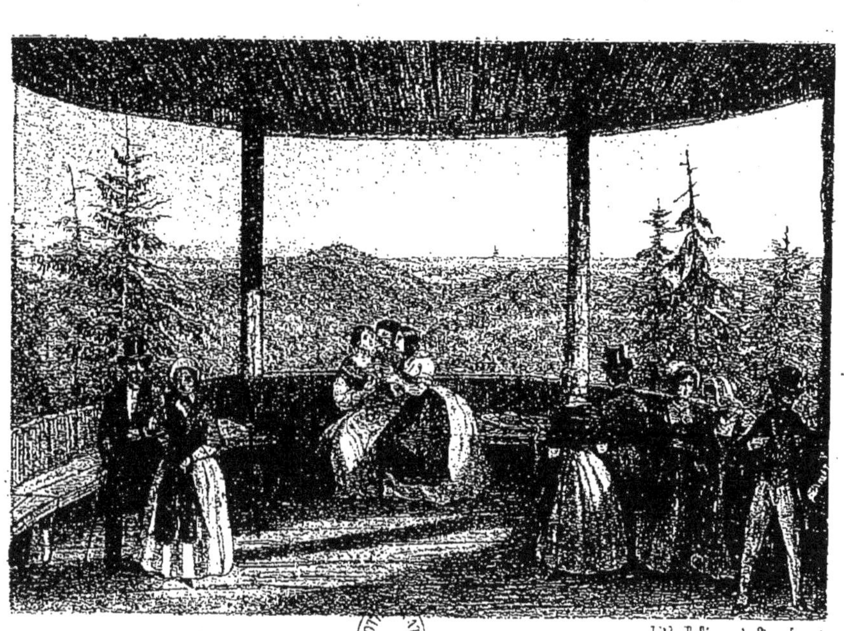

Lith. E. Simon à Strasbourg.



Intérieur de Sophiens-Hütte. Inneres der Sophiens-Hütte.

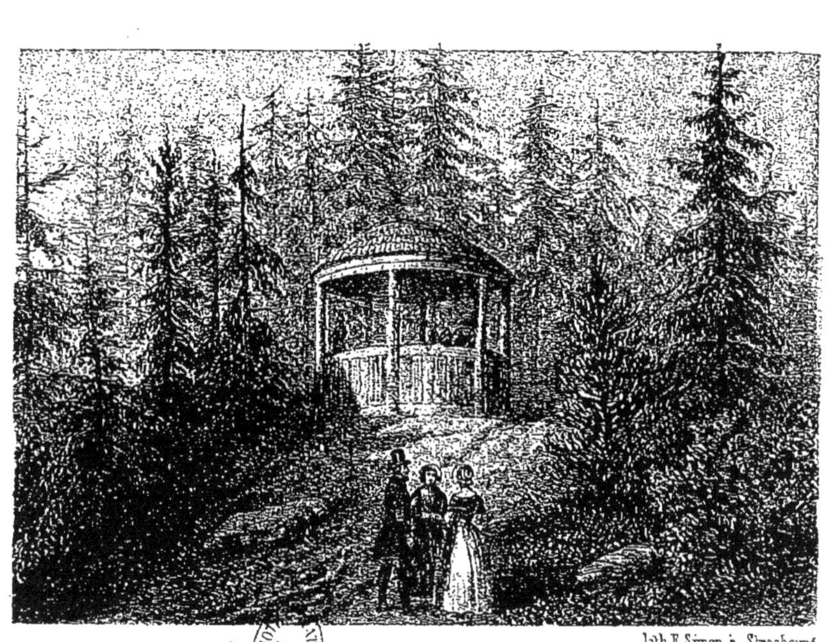

Lith.E.Simon à Strasbourg



Sophiens-Hütte. Chemin de Rippoldsau.   Sophiens-Hütte. Weg nach Rippoldsau.

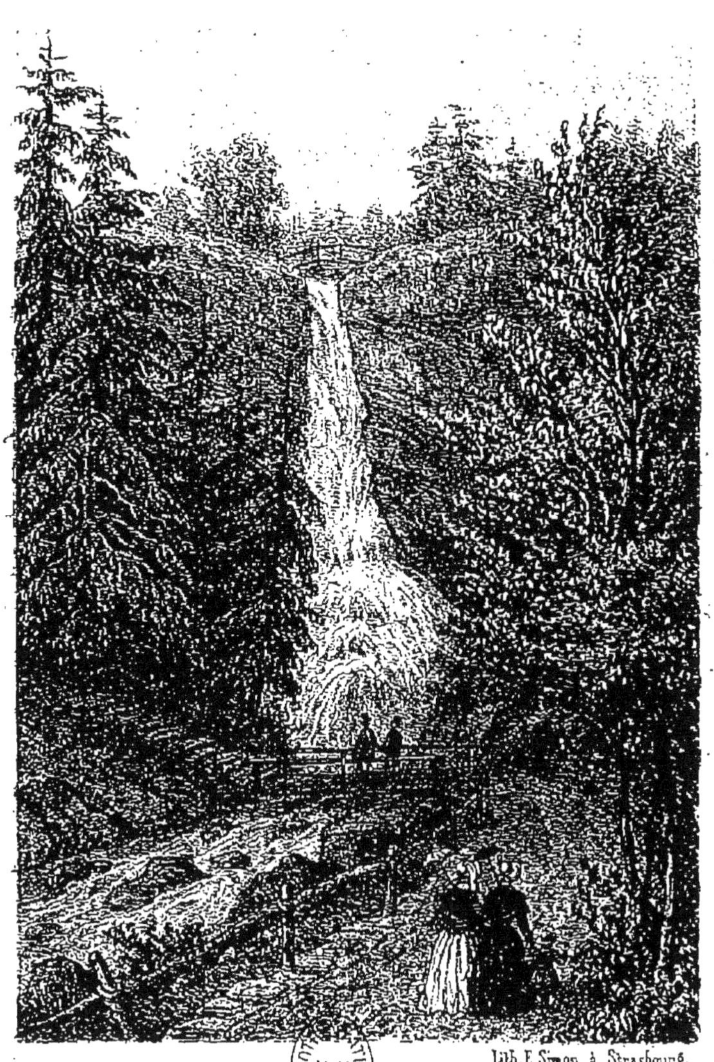

Lith. E. Simon à Strasbourg.



La petite Cascade, chemin de la Chaire du Diable.

Der kleine Wasserfall, Weg nach der Teufelskanzel

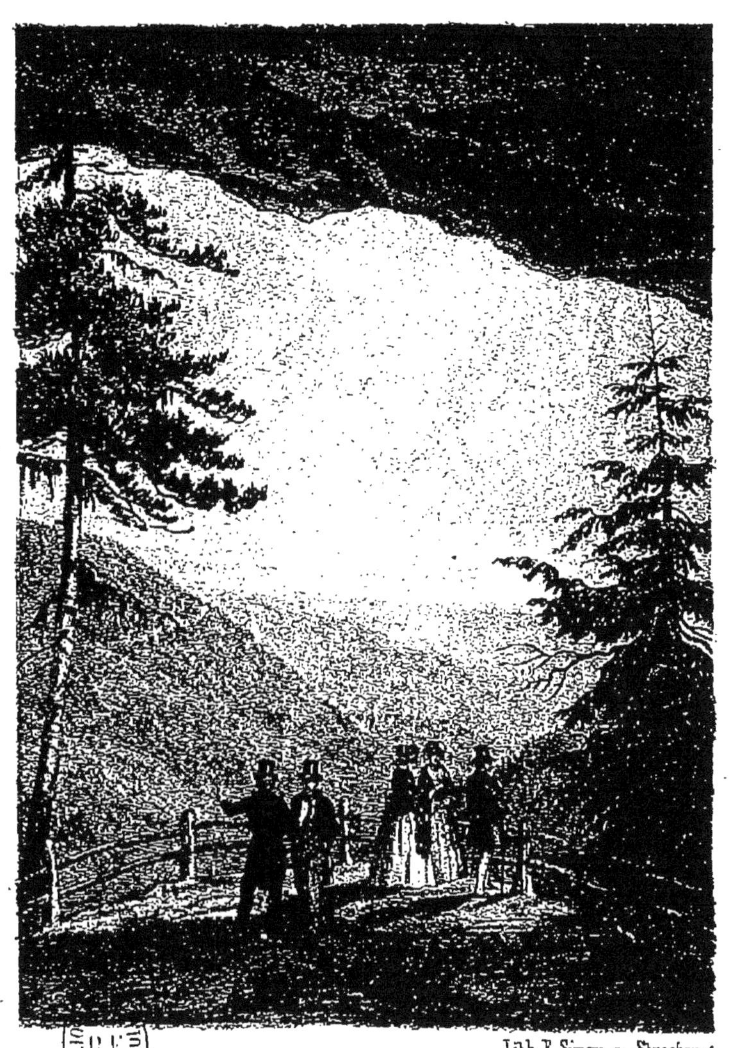



Lith. E. Simon a Strasbourg

Sur la Chaire du Diable. Auf der Teufelskanzel.

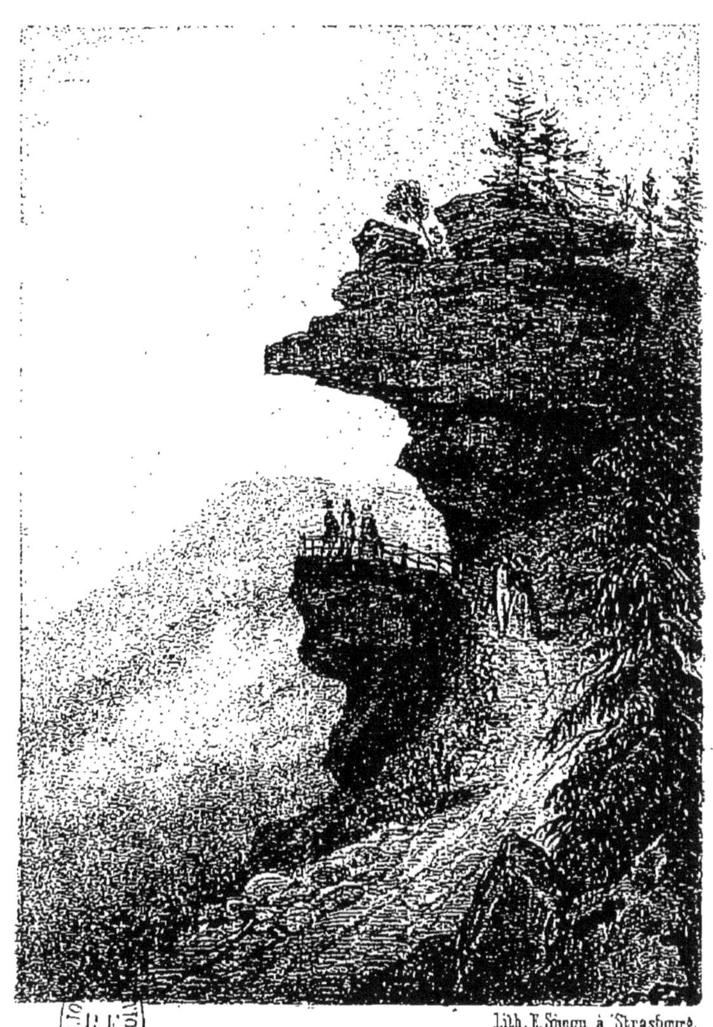

Lith. E. Simon à Strasbourg.



Chaire du Diable. Teufelskanzel.

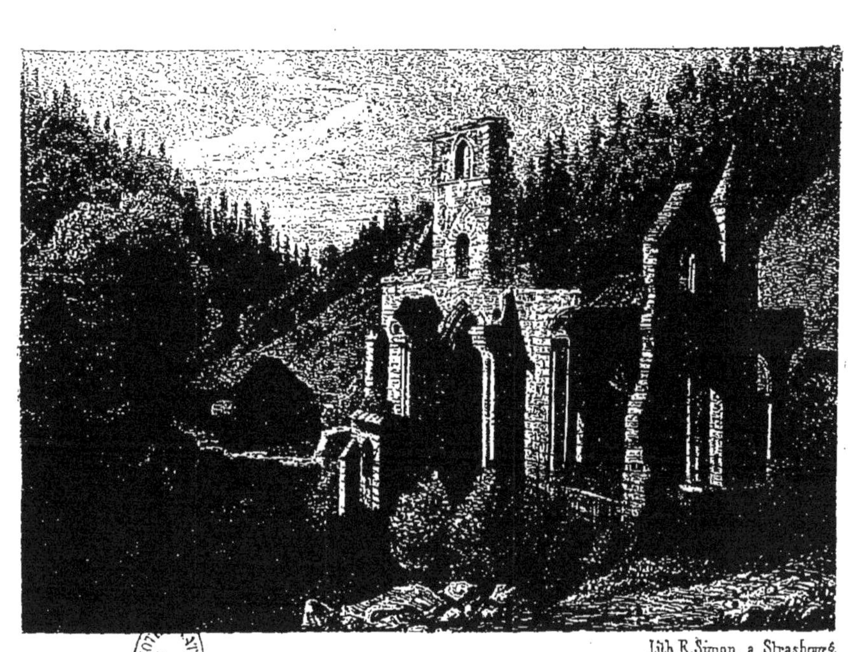

Lith. E. Simon à Strasbourg.



Ruines d'Allerheiligen. Ruinen von Allerheiligen.

www.ingramcontent.com/pod-product-compliance
Ingram Content Group UK Ltd.
Pitfield, Milton Keynes, MK11 3LW, UK
UKHW020959180726
13838UKWH00003B/1386